Kurzes Inhaltsverzeichnis

-Vorläufig…

- Das Programm…

<u>-Ergebnis:</u>

-Es sieht so aus, als hätten Ihr Körper und Ihre Zellen vergessen, dass es Kaffee auf der Welt gibt.
  -Es gibt keine Koffeinentzugserscheinungen…
 -Werden Sie durch eine feinere Wahrnehmung Ihrer Umgebung zum eine kleine „Superman"?

Lieber Leser,

 Ich habe den ungarischen Originaltext mit Google Translate in Ihre Sprache übersetzt. Ich habe versucht, so zu schreiben, dass es möglichst fehlerfrei übersetzt werden kann. Wenn der Text irgendwo nicht richtig verstanden wird, entschuldige ich mich.

Ich habe seit Monaten keinen Kaffee mehr getrunken, und ich fühle mich viel besser, und auch der Zustand meines Körpers hat sich verbessert.

-Früher war ich ein ziemlicher Kaffeetrinker, das erste, was ich morgens nach dem Aufstehen tat, war, eine Tasse Kaffee zu trinken.

 - Es war sehr gut. Später, ungefähr gegen 8 Uhr habe einen Espresso getrunken, vielleicht einen gegen Mittag und vielleicht noch einen gegen 15-16 Uhr, der war einfach gut.

-Beim Kaffeetrinken am Nachmittag habe ich mehrmals das Gefühl gespürt, dass es nicht der Kaffee ist, der benötigt wird, sondern der Zuckergehalt des Kuchens mit dem Kaffee, das ist es, was mein Körper braucht, -aber die Fixierung ist der Nachmittagskaffee ...

 - Ich hätte damals noch nicht einmal gedacht, dass ich eines Tages nach einer Programm plötzlich von einem Moment auf den anderen aufhören würde, Kaffee zu trinken.

 - Ich konnte mir nicht einmal vorstellen, wie das möglich sein könnte ...

 (Im Jahr 2023 las ich einen Artikel in einer Zeitung, der voraussagte, dass es aufgrund der globalen Erwärmung in etwa 50 Jahren immer weniger Kaffeeanbauflächen auf der Erde geben wird, woraufhin ich kurz darüber nachdachte, wie es ohne Kaffee wäre, aber Ich bin zu dem Schluss gekommen, dass es mich nicht mehr beeinträchtigen wird).

-Seitdem ich aufgehört habe, regelmäßig Kaffee zu trinken, habe ich keine Nachteile mehr gespürt, -weder geistig noch intellektuell.

 - Seitdem sind mir viel mehr positive Dinge widerfahren...

(Auch für mein Geldbeutel war es besser).

- Was passiert ist, ist, dass mein Körper, wie eine Biomaschine, einfach existiert, zu sein, arbeitet, konstant auf einem sehr guten Niveau, es gibt keine großen Einschränkungen, „zuerst einen Kaffee trinken…".

- Darüber hinaus kann ich die Strömungen, Wellen und andere Menschen, die von der Außenwelt auf mich zukommen, viel besser wahrnehmen als zuvor, oft subtile Dinge, die die Menschen um mich herum noch nicht wahrnehmen, die ich aber bereits kenne.

-Seltsamerweise kann der Körper im Normalzustand ohne die innere Beschleunigung viele Dinge besser wahrnehmen.

 -Vor Jahren bemerkte ich, dass plötzlich etwas Seltsames in meinem Körper passierte, als ich Kaffee trank:

- Viele Male, nachdem ich einen Espresso ohne Sahne und Zucker getrunken hatte, hatte ich das Gefühl, dass der Kaffee wie ein gerösteter Samen war, wenn er in meinen Magen gelangte, - mein Körper schickte mir viele Male den Reiz: „Ich habe Gift bekommen, sie wollen mich vergiften." .

 - Daher wurden die Sensoren meines Körpers, meines Organismus plötzlich erschreckt, durch diese Angst kamen sie sozusagen in die Gegenwart und begannen plötzlich, ihre Umgebung besser wahrzunehmen, so dass der Körper nicht sterben würde.

 - Vermeiden Sie Gefahren, meinte
der Körper.

-Dies ist der Moment, in dem sich die
Wahrnehmung nach dem
Kaffeetrinken verbessert.

Das ist mir schon mehrfach passiert.

- Jetzt präsentiere ich Ihnen das
Programm. Sie werden schockiert
sein, wenn Sie sehen, wie es mit dem
Aufhören des Kaffees
zusammenhängt?!

Das Programm ist eine 3 Tage lang dauernde Apfelsaftkur.

3 Tage lang trinken Sie nur frisch gepressten Apfelsaft.

Du isst nichts.
Morgens trinkt man keinen Kaffee.

 - Du trinkst nur Apfelsaft.

Du wirst es schaffen, ich habe dieses Programm schon mehrmals gemacht, ich habe es auch gemacht.

-Der ursprüngliche Zweck dieses Programms besteht darin, Ihren Körper und Ihre Leber zu reinigen.

- Das funktioniert bei diesem Programm so gut, dass die verschiedenen in den Zellen abgelagerten Stoffe aus Ihrem Körper und Ihren Zellen ausgewaschen werden.

Natürlich auch Kaffeesatz,
 - weshalb eine Person gezwungen ist, immer wieder Kaffee zu trinken.

 - Den Zellen werden sozusagen „Medikamente" verabreicht, und wenn etwas „Toxin"-Kaffereste- in der Zelle verbleibt, werden die Zellen nach einer Weile erneut nach dem Medikament fragen.

- In diesem Fall der Kaffee, und Sie haben das Gefühl „Ich sollte einen Kaffee trinken" – oder weil mein Blutdruck gesunken ist.

- Wenn der Körper nach dem Kaffeetrinken Angst bekommt,
- „Was für ein Gift habe ich gerade getrunken?" – dadurch beginnen Ihre Aufmerksamkeitseinheiten besser zu arbeiten, aber das erfordert einen höheren Blutdruck ...
 Daher startet der Körper schnell ein „Notprogramm", das auch den Blutdruck erhöht.

 -In der heutigen Welt kann man Ihnen bereits sagen, dass Sie sich Ihren Körper mit einer künstlichen Intelligenz vorstellen sollen, (was ein Drogenabhängiger ist).

Aber du bist der Boss in deinem Körper.

Dieses Programm dauert 3 Tage.

An dem Tag, an dem Sie das Programm starten, hören Sie ab diesem Morgen auf, Kaffee zu trinken.
 Nur leckerer Apfelsaft für 3 Tage.

Es ist wirklich köstlich.

Besorgen Sie sich eine Saftpresse und etwa 15 Kilogramm leckere Äpfel.

 Es kann süßer sein, es sollte aber auch etwas Säure drin sein.

 - Ich habe dieses Programm immer am Wochenende gemacht, Freitag-Samstag-Sonntag.

- Am Montag ist es gut, wenn Sie in der Nähe der Toilette sind, denn der Apfelsaft kann immer noch zu plötzlichem Durchfall führen.

- Kaufen Sie keinen Apfelsaft im Laden, er ist nicht frisch gepresst, er enthält auch Zusatzstoffe, - machen Sie sich nichts vor.

Ändern Sie die funktionierende Technologie nicht.

Kaufen Sie echte Äpfel, etwa 15 Kilogramm.

Sie werden ein wenig hungrig sein,
aber erträglich.

Denken Sie darüber nach, wie viele
Menschen vor ein paar hundert Jahren
den Hunger aushalten mussten.

Sie können auch 3 Tage durchhalten.
Gehen Sie während dieser 3 Tage
nirgendwo hin und halten Sie sich
 in der Nähe der Toilette auf, da Sie
ab etwa dem 2. Tag plötzlich
Durchfall bekommen werden.

(Auch der Darm wird durch den
Durchfall von innen gut gereinigt).

 Sie werden am Ergebnis sehen, dass
es sich lohnt.

Man nimmt also die Fruchtzentrifuge,
zentrifugiert den Saft von ein oder
zwei Äpfeln und schlürft ihn
langsam.

Je nach Apfelgröße reicht der Saft
von 1 oder 2 Äpfeln für 1 Glas.

(Das macht man nicht vorher mit
mehreren Gläsern, der Grund ist, dass
man zum Beispiel in einen Apfel
beißt, ihn dann hinlegt und nach etwa
einer halben Stunde auf die Bissspur
schaut: Der wird braun.)

 - An der Luft oxidiert. Der Apfelsaft
muss in Ihrem Magen und Darm
oxidieren.
Es ist besser für Ihren Körper).

Zu folgenden Zeiten trinken Sie
Apfelsaft:

Um 8 Uhr: 1 Glas. (2.-2,5 Deziliter).
　 10 Uhr: 1 Glas.
　 12 Uhr: 2 Gläsern.
　 14 Uhr: 2 Gläsern.
　 16 Uhr: 2 Gläser.
　 18 Uhr: 2 Gläsern.
um 20 Uhr: 1 Glas.

Schluck es. Durch 3 Tage lang.

In der Zwischenzeit isst man nichts.

Du trinkst nur Apfelsaft. Du kannst
damit umgehen.

Apfelsaft hat genug Energie und Wasser, die Ihr Körper benötigt.

- Meine Beobachtung ist, dass die körperreinigende Wirkung dieser Behandlung erst am 3. Tag zu wirken beginnt.

 - Am Morgen des 4. Tages können Sie gut frühstücken.

Eines der Phänomene der Apfelsaftkur: Der Körper wird so sauber, dass er danach keinen Kaffee mehr braucht.

- Ich habe bereits mehrmals nach der Apfelsaftkur beobachtet, dass mein Körper am Morgen des 4. Tages, als die 3-Tages-Kur bereits beendet war,

am Morgen des 4. Tages nicht nach
Kaffee verlangte.

 - Es ist interessant, dass ich als
Wesen im Körper um Kaffee gebeten
habe. Nur aus Gewohnheit.

- Das kam aus meiner Zeitspur, aus
früheren Leben.

 -Aber dieser Reiz lässt sich mit einer
Entscheidung ändern, man muss nur
entscheiden, dass ich als Wesen auch
keinen Kaffee brauche.

-Diese Einstellung funktioniert. Ich
habe seit Monaten keinen Kaffee
mehr getrunken.

Ergebnis:

Seitdem ich nach der Apfelsaft-Diät aufgehört habe, Kaffee zu trinken, sind in meinem Leben einige positive Dinge passiert:

Als ich am Morgen des 4. oder 5. Tages nach dem Aufstehen in den Spiegel schaute, wurde mir plötzlich klar, dass ich schöner geworden war.

 -Ich, der 63-jährige alte Mann, sagte mir das, als ich mich im Spiegel sah: „Na, ich bin hübscher!".

- Das ist so wahr, dass ich sogar ein Buch darüber geschrieben habe.

- Meine Sinne sind verfeinert.

-Ich kann mir diese Verfeinerung der Sinne so vorstellen, dass die Zellen vor dem Apfelsaft nach dem Kaffee fragen. Die Zellen beginnen, eine Art subtile Schwingungen des Verlangens auszusenden, Wellen des Verlangens. Sie bemerken, dass sie nach Kaffee fragen, weil es Ihr Reiz, Ihr innerer Wunsch ist, dass Sie einen Kaffee trinken sollten.

-Andererseits nehmen Sie Ihre Umgebung auch so wahr, als würden Sie „die Sendung übernehmen".

Du nimmst also die anderen Schwingungen wahr, die aus deiner Umgebung auf dich strömen, – so empfängst du die Sendung.

Dafür sollten sich Ihre Zellen jedoch in einem Ruhezustand befinden.

-Wenn Ihre Zellen wegen Kaffee oder anderen Dingen zittern, können sie aufgrund ihres Zitterns und der Vibrationen viele Wellen und Vibrationen, die von außen auf Sie zukommen, nicht wahrnehmen.

Dadurch wird Ihre Wahrnehmung abgestumpft.

Nach der Apfelsaft-programm benötigt der Körper keinen Kaffee.

Die Kaffeerückstände wurden aus den Zellen ausgewaschen und die Zellen in den Zellen enthalten keine molekulare Menge an Kaffeerückständen, die dazu führen würden, dass sie nach mehr Kaffee fragen würden.

Die Zellen verhalten sich, als hätten sie vergessen, dass es Kaffee auf der Welt gibt.

 Ich hatte keine Kaffeeentzugs- oder Koffeinentzugserscheinungen.

Da Ihre Zellen nach der Apfelsaftkur keine „Wunschwellen" mehr aussenden, können Ihr Körper und Ihre Zellen auch die feineren Wellen spüren, die von außen in den Körper eindringen.

- Probieren Sie es aus, Sie werden es nach einer Weile bemerken.

Das werden Sie selbst ein wenig merken, dass du bist ein kleine „Supermensch" geworden.

Auch Wildtiere haben eine gute Wahrnehmung, da sie keine Medikamente konsumieren ,
und ihr Körper und ihre Zellen ihre Umgebung, die auf sie zuströmenden Schwingungen und Wellen besser wahrnehmen können.

(Es kann auch sein, dass Ihr Umfeld nach einer Weile über Sie sagt: „Woher zum Teufel weiß er das alles?").

- Darüber hinaus wird Ihr ganzer Körper von innen reiner, Sie fühlen sich viel besser, Sie werden beweglicher und Sie werden viele positive Veränderungen an sich bemerken.

Das könnte man gut so darstellen, als hätte man ein Auto, das man schon seit Jahren benutzt, das Auto hat mehrere Mängel, die man aber kennt und mit dem Auto mit diesen Mängeln umgehen kann, man ist daran gewöhnt.

 Aber plötzlich steigt man in ein neues Auto und es hat keine Mängel, sodass man plötzlich den Unterschied zwischen dem neuen Auto und dem alten Auto spürt.

Trinken Sie morgens zum Beispiel Tee oder essen Sie einen Apfel anstelle von Kaffee oder Müsli. Seien Sie einfallsreich.

(Es ist möglich, dass man auf diese Weise sogar vom Alkohol entwöhnen kann – ich trinke nicht, ich weiß es nicht – aber ich weiß, dass der Körper nach der 3-tägigen Kur keine Fremdstoffe mehr benötigt. Das würde ich tun: Führen Sie dieses Programm mit einem Alkoholiker über mehrere Wochenenden hintereinander durch, bis sein Körper vollständig gereinigt ist.

 Dann würde ich mit ihm entscheiden lassen, dass er als Seele in seinem Körper den Sinn seines Alkoholismus erkennt.

- Trinken Sie keinen Alkohol, nur die Wahrnehmung der Realität ist vom Alkohol abgekoppelt und Sie haben auch dann noch Freunde, wenn Sie keinen Alkohol trinken.

 Er muss nicht trinken, weil die Menschen um ihn herum auch trinken und von ihm erwarten, dass er auch trinkt.

-Lieber Leser, ich beende meinen Gedankengang und hoffe, dass Sie mit diesem Programm auf den Kaffee verzichten können, wenn Sie diese Broschüre deshalb gekauft haben.

Ich mache diese Apfelsaftkur seit ca. 8 Jahren regelmäßig, 2-3-4 mal im Jahr, je nach Lust und Laune.

Ich kann mich nicht erinnern, ob ich schon nach dem ersten Mal mit dem Kaffeetrinken hätte aufhören können – das war damals nicht mein Ziel.

Wenn Sie es tun, weil Sie mit dem Kaffeetrinken aufhören wollen, es aber nach dem ersten Gang nicht klappt, dann wiederholen Sie den Gang, dann klappt es auf jeden Fall.

Führen Sie diese Behandlung je nach Wunsch zwei- oder dreimal im Jahr durch.

- Vielleicht wird sogar Ihr Lächeln schöner, weil Ihre Zähne nicht durch Kaffee gelb werden.

Abschließend muss ich sagen, dass Kaffee auch ein Genussmittel ist.

Wenn ein Mensch sich alle möglichen Vergnügungsgüter entzieht, warum lebt er dann?

-Ihre Wahrnehmung wird jedoch besser sein.

Nun, wissen Sie, aber die obige Beschreibung funktioniert, ich habe meine eigene Erfahrung geschrieben.

Wenn Sie dieses Heft als E-Book gekauft haben, kaufen Sie es bitte auch in Papierform. Der Grund dafür ist, dass das E-Book nach einer Weile möglicherweise verschwindet, die Papierform jedoch im Regal bleibt und Sie es anderen zeigen können später.

Viel Glück,

Beste grüße:

Sándor Keszthelyi

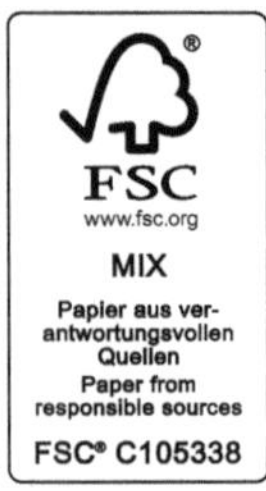

Herstellung und Verlag:
BoD – Books on Demand,
Norderstedt
ISBN: 9783759767448